Remèdes anciens

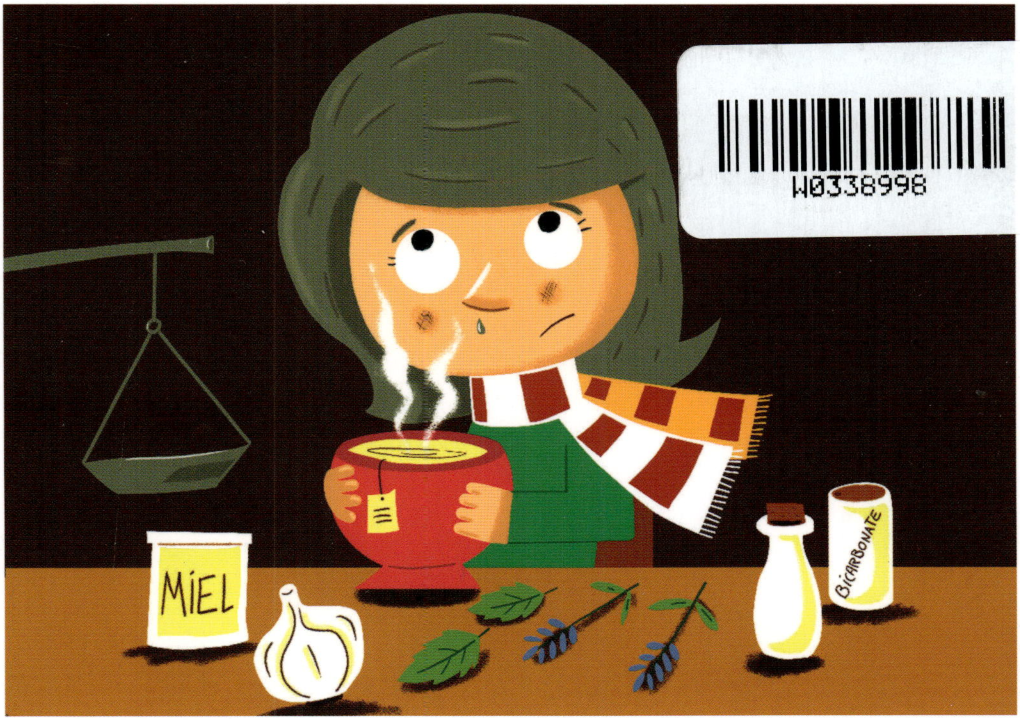

© Christine Ponchon

Depuis qu'il existe, l'homme n'a jamais cessé de chercher des remèdes pour améliorer son sort, sa santé ou son confort. Certains de ces remèdes ont plusieurs millénaires, mais beaucoup font leur apparition au XVIIIe siècle et dans la première moitié du vingtième. Cependant, « ancien » ne veut pas dire obligatoirement efficace ou inefficace ! D'autres remèdes plus récents sont venus en substitution de bon nombre d'entre eux. Par ailleurs, certaines spécialités pharmaceutiques, malgré leurs bons et loyaux services rendus à plus d'un malade, ont, pour diverses raisons, disparu des officines.

Vous trouverez ces remèdes (au sens large) chez votre pharmacien, parmi les ingrédients du placard de votre cuisine, en herboristerie. Ils font intervenir le monde végétal, minéral ou certaines pratiques dont l'efficacité n'est plus à démontrer. N'oublions pas non plus ces vieilles potions ou pommades dont il nous reste le souvenir des étiquettes au charme désuet, mais dont certaines sont encore utilisées au XXIe siècle.

Remarque : même s'il ne nécessite pas d'ordonnance, un médicament, même ancien, reste un médicament, avec ses indications et ses contre-indications. N'hésitez pas à demander l'avis de votre pharmacien.

LES REMÈDES DE LA CUISINE

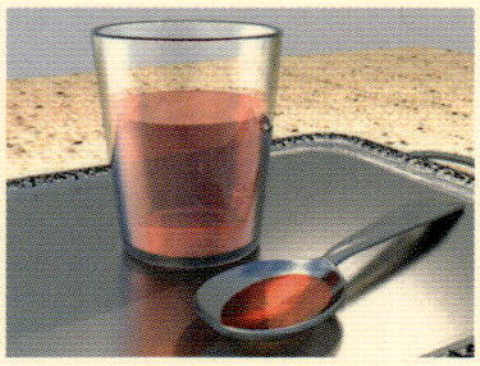

Le vinaigre

Pour nettoyer et **adoucir les mains**, mélangez une cuillerée à soupe bombée de farine et une cuillerée à soupe de vinaigre. Vous obtiendrez une pâte dont vous frictionnerez vos mains.

L'application d'une compresse ou d'un linge imbibé de vinaigre pur apaise les **démangeaisons cutanées** et les **piqûres d'animaux**.

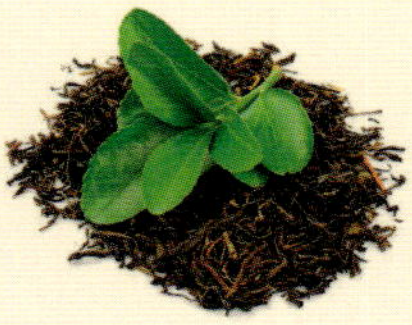

Le thé

Après une **consommation excessive d'alcool**, boire une grande tasse de thé vert produit un effet dégrisant.

Utilisez tout simplement les sachets de thé ou de camomille qui ont servi à préparer l'infusion. Allongez-vous et posez les sachets tièdes sur les yeux fermés. Laissez en place au moins 10 min.

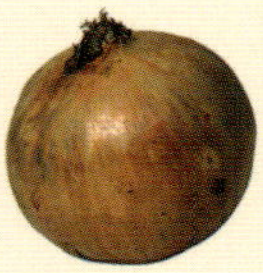

Oignon

Pelez et hachez finement trois gros oignons jaunes. Mettez-les dans une casserole avec une noix de beurre ou un demi-verre d'huile d'olive et un demi-verre d'eau. Faites chauffer doucement jusqu'à obtenir une bouillie. Laissez refroidir et appliquez en cataplasme sur les **engelures** plusieurs fois par jour.

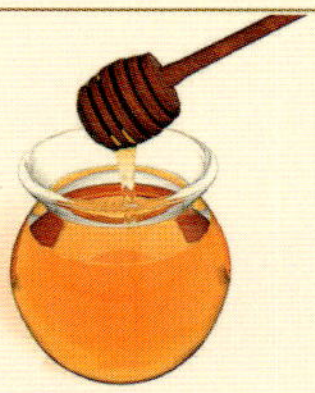

Miel

Pour **nettoyer les dents** et les rendre plus blanches, faites griller une tranche de pain de mie jusqu'à ce qu'elle soit presque noire. Effritez-la finement et mélangez à un peu de miel liquide. Brossez les dents avec ce mélange.

Un cataplasme de miel est un remède efficace contre les **brûlures.**

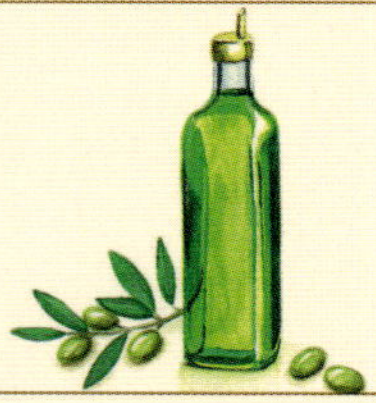

Huile d'olive

Action laxative : avalez une bonne cuillerée d'huile d'olive le matin à jeun. Pour effectuer une cure d'huile d'olive, afin notamment de nettoyer le foie des toxines, répétez l'opération pendant un mois. Veillez à utiliser une huile la plus pure possible.

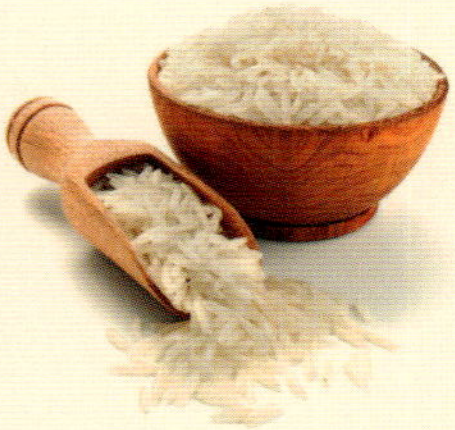

Riz

Contre la **diarrhée** et la **gastro-entérite**, manger du riz et boire l'eau dans laquelle il a cuit sont deux remèdes bien connus.
Faites cuire deux poignées de riz dans 1 litre d'eau pendant 30 min en couvrant pour limiter l'évaporation de l'eau. Vous pouvez ajouter un peu de sel si vous le désirez. Filtrez et buvez cette eau de cuisson à volonté.
Par ailleurs, l'eau de riz est un très bon fortifiant et embellissant pour les cheveux, bien connu des femmes asiatiques.

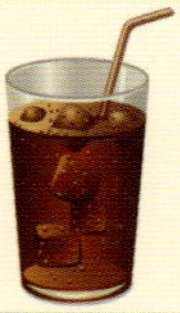

Le cola

Le cola est une boisson célèbre pour stopper des **diarrhées** ou une **gastro-entérite**, mais elle n'est efficace que si elle est standard (non allégée en sucres) et qu'elle a été bien secouée pour évacuer le gaz qu'elle renferme.

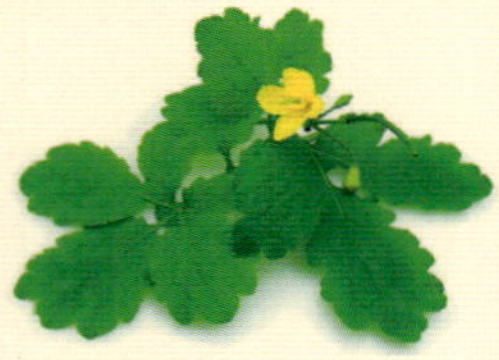

Verrues

La **CHÉLIDOINE** est connue et employée avec efficacité depuis fort longtemps pour faire disparaître les verrues ; il suffit pour cela d'appliquer le suc frais qui s'écoule de la tige brisée. Répétez l'opération deux ou trois fois par jour et jusqu'à disparition complète de la verrue. Elle est également efficace sur le psoriasis et l'eczéma. Ne touchez pas vos yeux après utilisation, car le suc peut se montrer irritant.

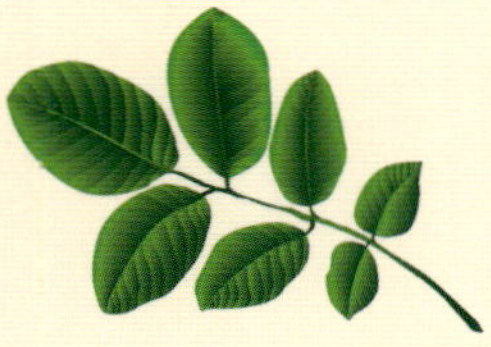

Engelures

Si vous souffrez d'engelures aux mains ou aux pieds, préparez-vous le bain suivant : dans une bassine contenant une ou deux poignées de feuilles séchées de **NOYER** récoltées en fin d'été, versez 5 ou 6 litres d'eau bouillante, couvrez et laissez infuser 15 min. Plongez les mains ou les pieds dans ce bain jusqu'à ce qu'il devienne froid.

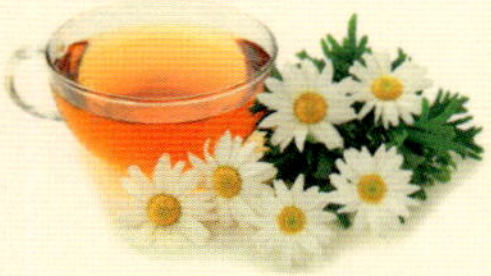

Courbatures

Contre les courbatures, faites une infusion de **CAMOMILLE ROMAINE** : jetez deux poignées de fleurs dans 1 litre d'eau. Laissez bouillir à feu doux pendant 15 min. Filtrez et versez dans votre bain chaud.

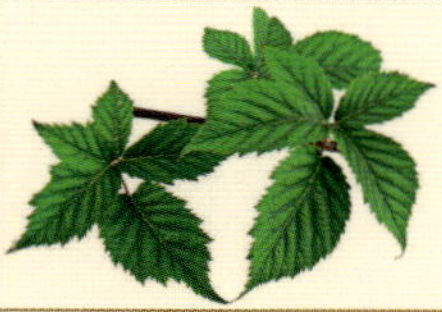

Mal de gorge

Contre le mal de gorge et les gingivites, faites bouillir pendant 3 min deux cuillerées à soupe de feuilles de **RONCE** séchées, pour ¼ de litre d'eau, puis laissez infuser 15 min. Filtrez et sucrez au miel. Faire un gargarisme deux ou trois fois par jour.

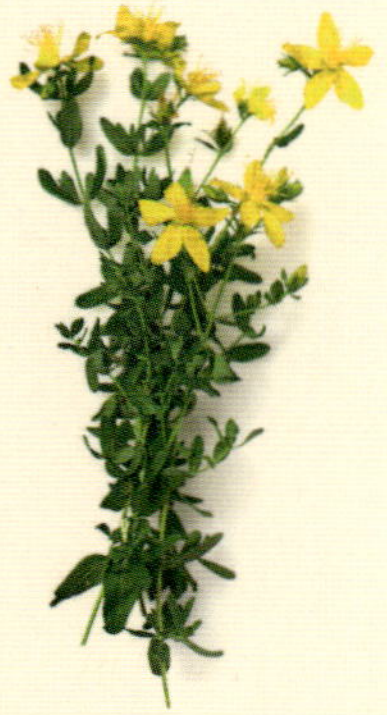

Brûlures et coups de soleil

Pour soulager brûlures et coups de soleil, appliquez des compresses d'huile de **MILLEPERTUIS** préparée comme suit : cueillez des sommités fleuries de millepertuis, lorsque la plante est en début de floraison. Prévoyez environ 150 g de sommités pour ½ litre d'huile d'olive. Remplissez un bocal en verre de fleurs de millepertuis (vous pouvez tasser modérément pour une plus grande quantité de plante). Couvrez d'huile d'olive. Remuez de temps à autre pendant quatre ou cinq jours, puis fermez le bocal et laissez macérer deux ou trois semaines au soleil jusqu'à ce que l'huile prenne un belle teinte rouge. Filtrez et répartissez l'huile en petits flacons bouchés à l'abri de la lumière. Appliquez en compresses sur les brûlures et coups de soleil.

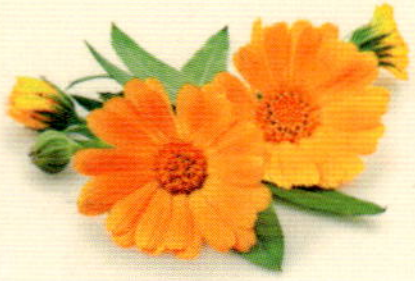

Irritation de la peau

Contre les irritations de la peau, acné, furoncle, impétigo... appliquez une huile de **SOUCI** fabriquée de la même façon que ci-dessus avec les fleurs de cette plante (500 g pour ½ litre d'huile).

PRÉPARATIONS ANCIENNES

- **Citrate de bétaïne** : Agissant sur le foie, la digestion difficile, les ballonnements, il est indiqué pour prévenir ou guérir la « gueule de bois », après des repas copieux riches en graisses, en sucres et en alcool.
Délivré sans ordonnance, ce médicament doit être pris avec précaution par les femmes enceintes et les personnes suivant un régime sans sel.
- **Eau d'Arquebuse** : Appelée aussi « Eau des Arquebusiers », car elle en soignait les plaies, blessures et contusions, l'Eau d'Arquebuse fut créée au XVIIe siècle à base de nombreuses plantes dont l'arnica. Elle est encore fabriquée par plusieurs monastères.

DES PLANTES AU CHEVET DU MALADE

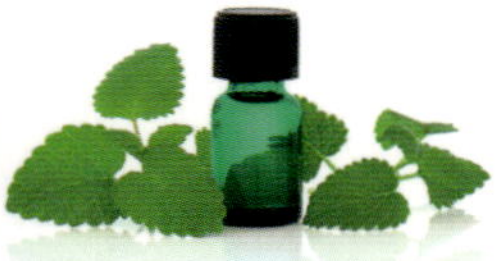

L'utilisation des plantes pour guérir toutes sortes de maux est aussi vieille que l'histoire de l'homme. Les **végétaux** constituent la base de la grande majorité des remèdes du passé.

Le recours aux plantes reste, de nos jours, très largement utilisé par l'industrie pharmaceutique mais aussi à un échelon familial : plusieurs préparations simples peuvent y être adoptées afin de tirer parti des plantes.
Les plantes traditionnellement utilisées sont très nombreuses et on ne saurait citer toutes leurs applications dans ce petit guide. Celles qui figurent ci-après ne sont donc à considérer que comme exemples, car d'autres peuvent se révéler aussi efficaces.

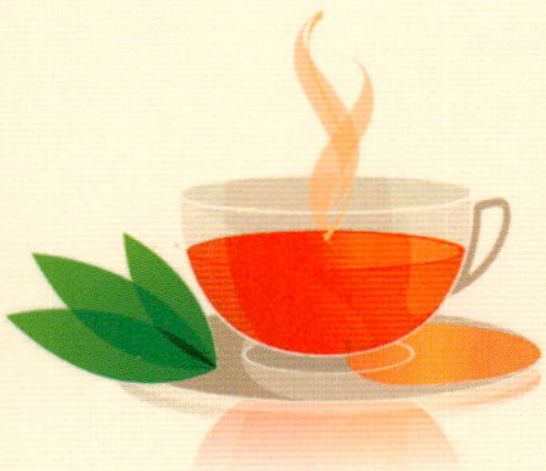

Les tisanes

Les tisanes, destinées à être bues, sont les préparations les plus utilisées et les plus simples à réaliser dans le cadre familial. On distingue l'infusion, où on laisse la plante macérer dans de l'eau chaude (mais non bouillante), de la décoction, pour laquelle la plante est jetée dans l'eau bouillante pendant plusieurs minutes. La camomille, le tilleul, la menthe, la verveine sont parmi les plus employés en tisane.

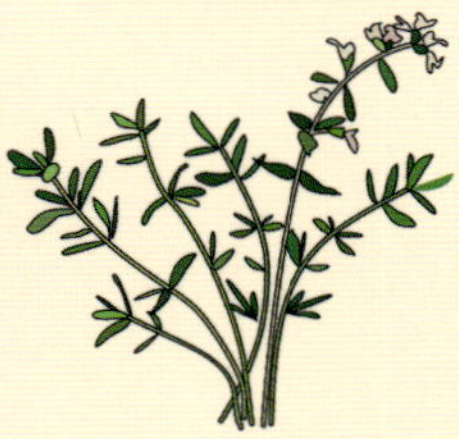

L'infusion de MÉLISSE soulage un mal de tête (une cuillerée à café de feuilles séchées dans une tasse).

Une infusion de THYM, sucrée au miel, aide à lutter contre la toux et les maux de gorge.
On peut faire de même en employant des fleurs séchées de **VIOLETTE**, à raison de 20 g pour 1 litre d'eau. À boire dans la journée et le soir avant d'aller se coucher.

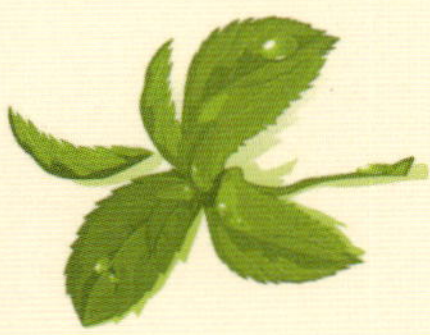

Contre le stress, la fatigue, pour détendre le corps, nos grands-parents connaissaient les bienfaits d'une tisane préparée avec l'une ou plusieurs des plantes suivantes : **TILLEUL, CAMOMILLE ROMAINE, VERVEINE, FLEUR D'ORANGER.**
Après les repas, on prenait souvent une tisane de **MENTHE**, car cette plante favorise la digestion.

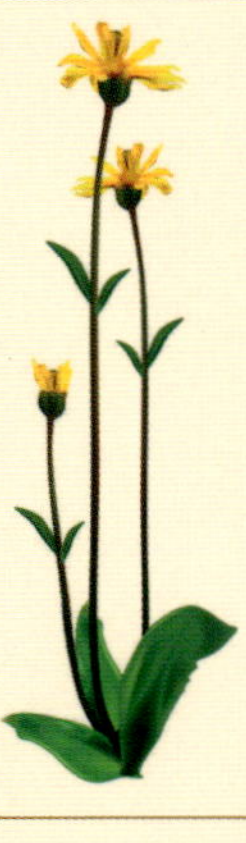

Hématomes ou contusions

La teinture d'ARNICA est obtenue en faisant macérer 100 g de fleurs séchées d'arnica dans ½ litre d'alcool à 60° pendant deux semaines en agitant tous les jours. Filtrez en exprimant bien les fleurs. Conservez à l'abri de la lumière dans un flacon en verre foncé.

Utilisez en compresses sur les **hématomes** ou les **contusions** (ne pas appliquer sur les plaies).

Pour soulager les hématomes, ecchymoses, contusions et entorses, préparez une infusion avec une cuillerée à soupe de fleurs séchées d'ARNICA pour 10 cl d'eau frémissante. Couvrez et laissez infuser 10 min.
Appliquez en compresses plusieurs fois par jour.

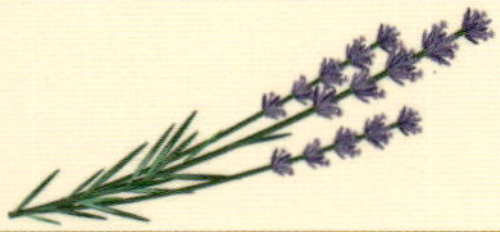

Mal de tête

Contre un mal de tête, massez les tempes avec quelques gouttes essentielles de **LAVANDE** ou de **MENTHE POIVRÉE**.

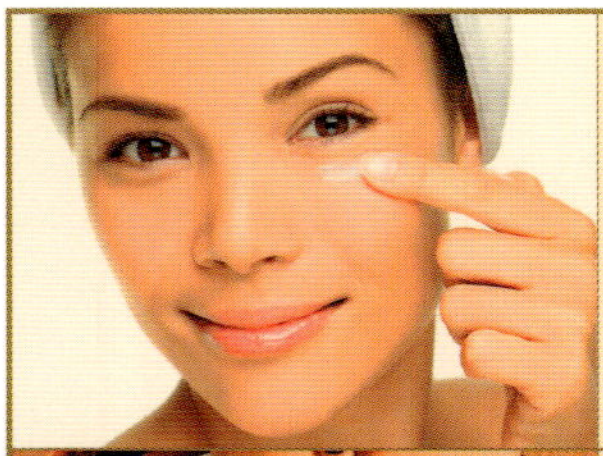

Boutons du visage

Pommade pour faire disparaître les petits boutons du visage.

Pelez un **concombre** et râpez-le dans un bol. Ajoutez une quantité égale d'**huile d'olive**. Mettez le tout à chauffer au bain-marie en remuant. Avant ébullition, passez la préparation dans une mousseline.

Étalez la pommade en couche mince sur le visage et laissez en place 20 min.

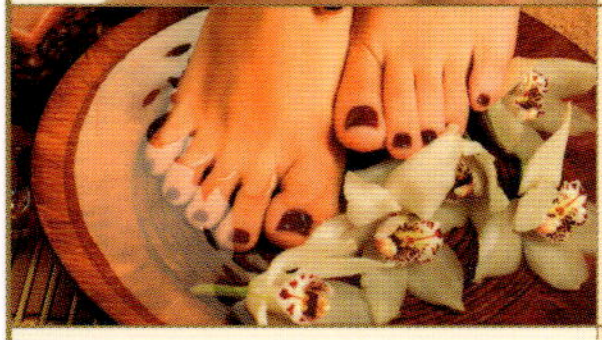

Soin des pieds

Contre les pieds enflés, la transpiration plantaire… versez dans une bassine d'eau chaude une poignée de **gros sel** et un demi-verre de **vinaigre**. Plongez-y les pieds pendant 15 min.

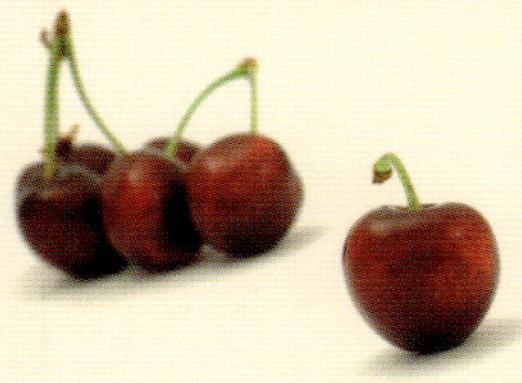

Purifier l'organisme

Les **queues de cerises**, par leur action diurétique, favorisent le drainage des déchets de l'organisme. Disponibles en poudre ou en gélules, elles peuvent très bien être administrées en infusion à raison d'une poignée dans 1 litre d'eau frémissante. Laissez infuser 10 min. Boire une tasse trois fois par jour. À conserver au réfrigérateur pendant trois jours au maximum.

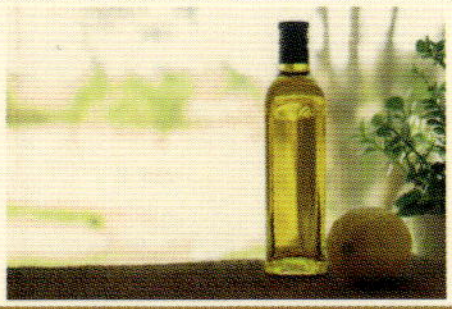

Huile solaire

L'**huile d'olive** protège la peau du soleil tout en favorisant son bronzage.

Mélangez 20 cl d'huile d'olive, le jus d'un citron et six gouttes de teinture d'iode. Appliquez sur le corps et le visage avant l'exposition au soleil.

PRATIQUES ANCIENNES

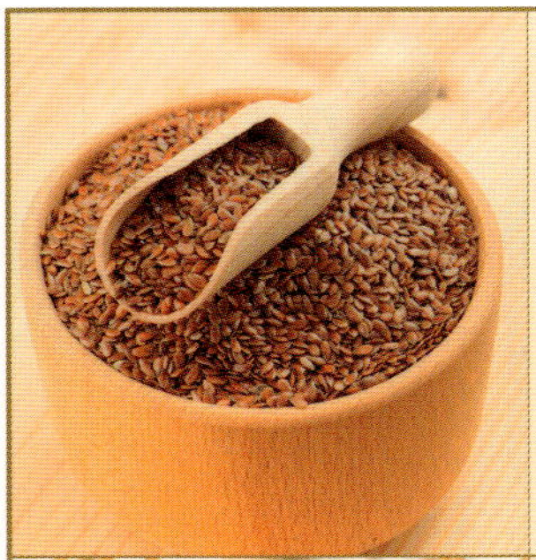

Cataplasmes à la farine de lin

Les cataplasmes de farine de lin sont utilisés contre les **affections des bronches**, les **congestions pulmonaires**, contre les **traumatismes musculaires**, les **contusions**, les **douleurs articulaires** ainsi que les **affections cutanées** : dermatoses, furoncles, abcès… Le cataplasme à la farine de lin est tiède et doux.

Délayez trois cuillerées à soupe de farine de lin dans environ 20 cl d'eau. Faites chauffer à feu doux tout en remuant pour faire épaissir jusqu'à l'obtention d'une pâte. Versez-la sur un tissu propre (mousseline, gaze…). Appliquez-le aussi chaud que possible sur la partie à traiter pendant 10 min environ, matin et soir pendant 5 jours.

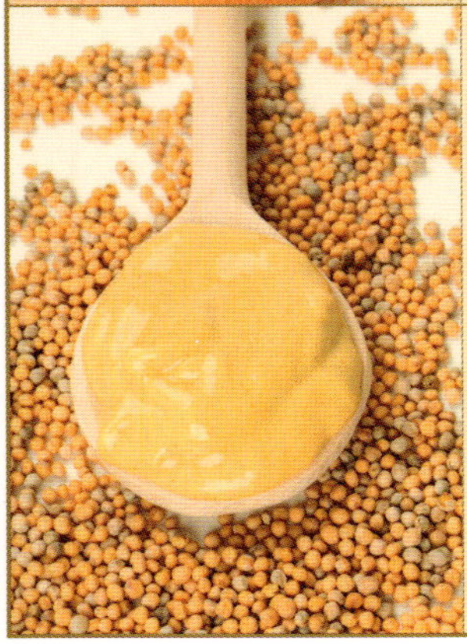

Cataplasme à la farine de moutarde

Ce type de cataplasme appliqué contre les **douleurs**, a un effet révulsif. Il est utilisé pour faciliter la respiration lors des affections respiratoires. Traitement réservé à l'adulte, qui ne doit pas être utilisé sur les muqueuses, la peau lésée ou les blessures.

Mettez quelques cuillerées de farine de moutarde dans un récipient. Ajoutez de l'eau tiède mais non chaude de manière à obtenir une pâte assez fluide.

Pour éviter une brûlure de la peau, il très recommandé de badigeonner la zone à traiter d'un peu d'huile d'amande douce ou de vaseline avant l'application.

Déposez le cataplasme sur la poitrine ou sur le dos et enveloppez-le d'une serviette pour le maintenir en place. Laissez agir jusqu'à ce que la peau rougisse et qu'une sensation de chaleur se produise, mais ne dépassez pas 15 min d'application. On peut pratiquer jusqu'à trois sinapismes par jour.

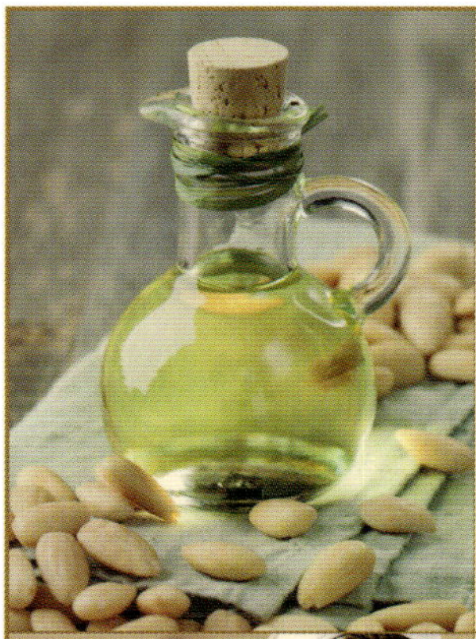

Peau terne

Pour avoir une belle peau, mélangez une petite cuillerée de chacune des matières suivantes : **argile blanche ou verte, chlorure de magnésium, bicarbonate.** Versez de l'huile de vaseline jusqu'à l'obtention d'une pâte. Conservée dans un pot en terre cuite bien fermé, cette pâte est à appliquer une fois par jour sur votre visage.

L'huile d'amande douce, en application ou en massage, a des propriétés adoucissantes, anti-inflammatoires et régénérantes pour la peau. Elle freine donc les effets du vieillissement. Elle convient à tous les types de peau. En usage interne, c'est un très bon laxatif qui favorise l'élimination des calculs des reins et de la vésicule biliaire.

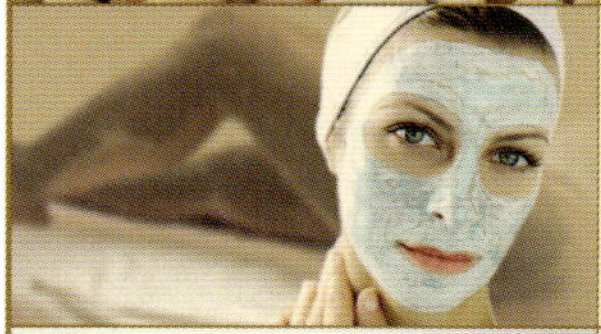

Masque pour purifier la peau

Passez au mixeur un **demi-concombre**, ajoutez deux cuillerées à soupe de **miel** liquide et une d'**argile verte** en poudre. Faites un mélange homogène. Appliquez sur le visage et laissez agir 15 min. Rincez ensuite à l'eau tiède.

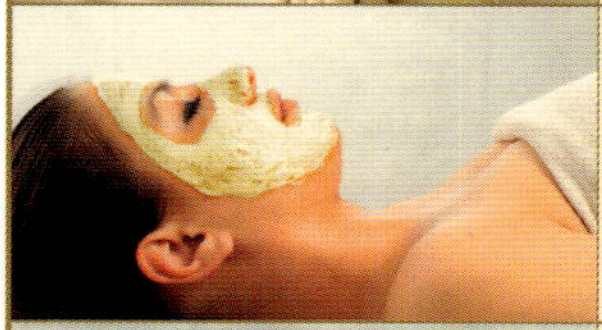

Pour atténuer la couperose du visage

Dans un bol, écrasez une **demi-banane**. Ajoutez une cuillerée à soupe **d'huile d'olive** et une cuillerée à café de **gelée royale**. Appliquez cette bouillie sur le visage pendant 15 min avant de rincer à l'eau claire.

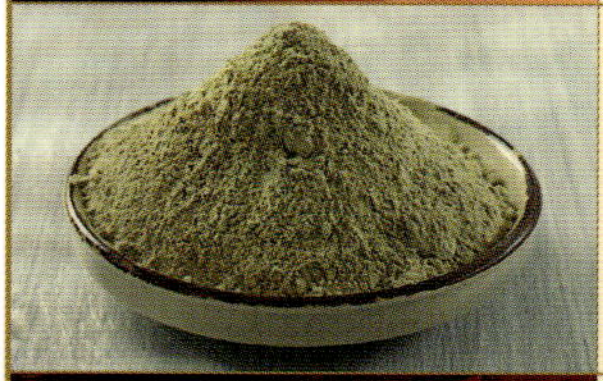

Cataplasme à l'argile

Contre les **courbatures** et les **douleurs dorsales**, appliquez un cataplasme à l'argile sur la zone douloureuse. Enlevez-le dès que l'argile est un peu sèche. Renouvelez l'opération jusqu'à disparition de la douleur, une ou deux fois par jour.

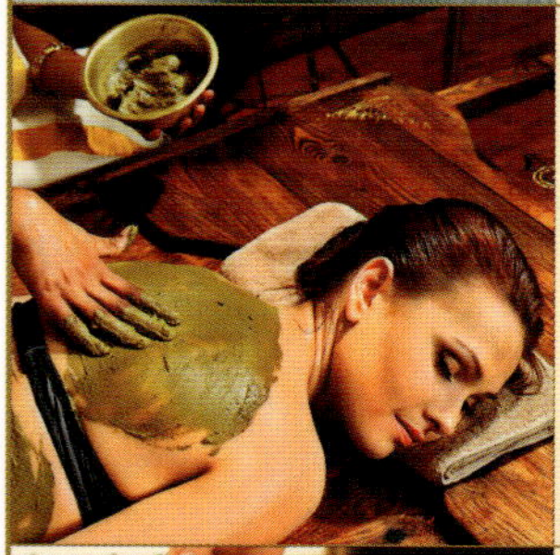

Massage à l'argile

Les massages à l'argile sont souvent utilisés en thalassothérapie contre les problèmes de **fatigue**, le **stress**, les **affections de la peau** (dermatoses) et sur les **articulations endolories**. Utilisez de l'argile relativement liquide et légèrement tiédie.

L'argile brute se présente sous forme de poudre (à délayer dans l'eau, le vinaigre, l'huile...), mais pour des raisons de commodité elle est aussi vendue en tube, prête à l'emploi.

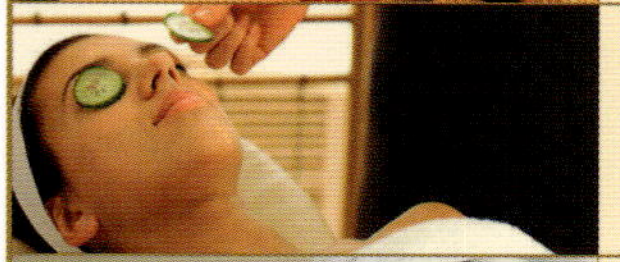

Yeux fatigués, paupières gonflées

Coupez un **demi-concombre** en fines tranches et posez une tranche sur chaque œil fermé. Changez la tranche de concombre toutes les 2 min.

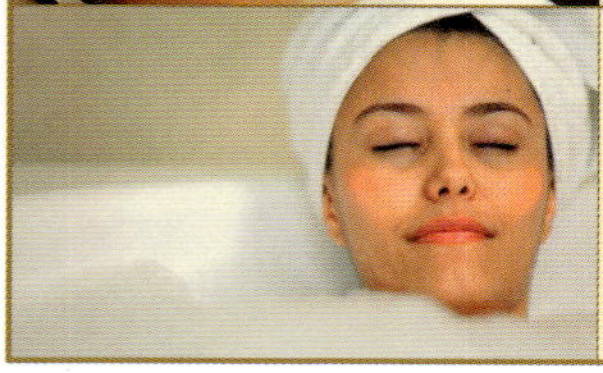

Pour se relaxer

Pour **détendre l'organisme** et le **préparer au sommeil**, prenez un bain chaud dans lequel vous aurez ajouté ¼ de litre de vinaigre ; vous pouvez parfumer l'eau du bain avec des huiles essentielles, des herbes...

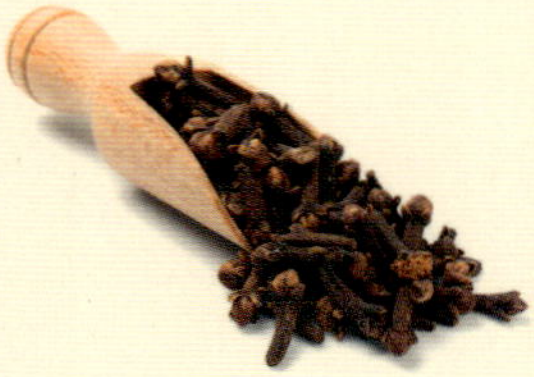

Clou de girofle

En cas de **mal de dents** causé par une carie ou une rage de dent - en attendant d'aller consulter votre dentiste et pour ceux qui peuvent supporter le goût extrêmement fort de cette épice -, placez un clou de girofle dans votre bouche à l'endroit de la douleur. Quand il aura ramolli, écrasez-le entre vos dents.

Vous pouvez aussi faire un bain de bouche avec une décoction de clous de girofle, à raison de cinq clous pour ½ litre d'eau à faire bouillir pendant 10 min.

Le clou de girofle ne soigne pas la carie, mais il renferme une essence anesthésiante qui entre dans la composition de nombreux produits utilisés en médecine dentaire.

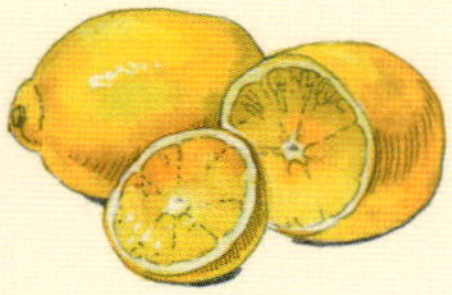

Citron et ail

En cas de **coup de froid**, de **grippe** ou autre affection des voies respiratoires, préparez - pour ceux qui supportent l'ail - le cocktail suivant dans un verre : le jus d'un citron, deux pincées de poivre de Cayenne, une gousse d'ail émincée ou pressée, et complétez le verre avec de l'eau (froide ou chaude).

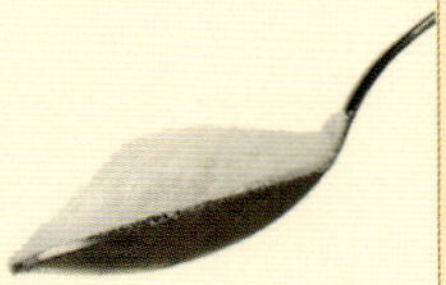

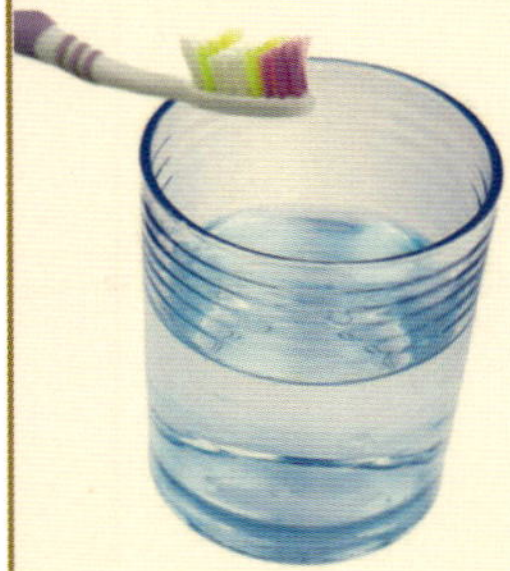

Bicarbonate

En cas d'indigestion, de repas trop copieux, trop arrosé, de **nausées** ou de **brûlures d'estomac**, diluez une cuillerée à café de bicarbonate dans un grand verre d'eau froide. Luttant contre l'acidité, le bicarbonate calme les brûlures d'estomac et vous permettra également de purifier votre haleine.

Pour **blanchir des dents** jaunies par le tabac, le café, le thé, les boissons sucrées et alcoolisées, versez une bonne pincée de bicarbonate sur la brosse à dents et brossez-les comme avec un dentifrice normal. Le bicarbonate blanchit les dents et leur assure une protection contre les caries. Ne renouvelez pas plus d'une fois par semaine, car le bicarbonate peut détruire l'émail des dents.

En cas de **démangeaisons cutanées** liées à l'eczéma ou l'acné, mélangez ⅔ de bicarbonate et ⅓ d'eau pour constituer une pâte. Appliquez sur les démangeaisons et laissez sécher.

Pour soulager la **douleur des aphtes**, faites plusieurs fois par jour un bain de bouche avec la solution suivante : une cuillerée à café de bicarbonate et une cuillerée à café de sel, diluées dans un verre d'eau.

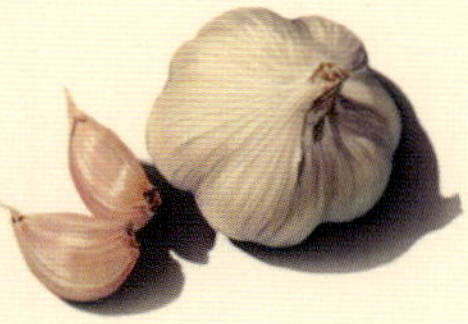

Ail

L'ail est un puissant antiseptique du système digestif et des voies respiratoires. Il est réputé pour agir contre les **vers intestinaux**.
Vous pouvez vous contenter de manger de l'ail frais, mais en quantité : cinq ou six gousses par jour !

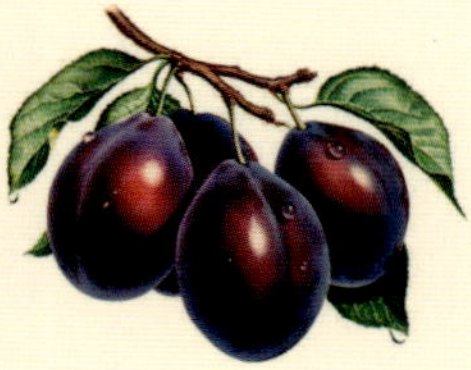

Pruneaux

Les personnes atteintes de **constipation** peuvent faire une cure de pruneaux (prunes séchées). On peut soit, tout simplement, manger les pruneaux, soit renforcer leur action en faisant tremper dix pruneaux dénoyautés dans ½ litre d'eau pendant 2 ou 3 heures avant de les faire cuire ½ heure. Buvez le jus de cuisson et mangez plusieurs pruneaux à jeun.

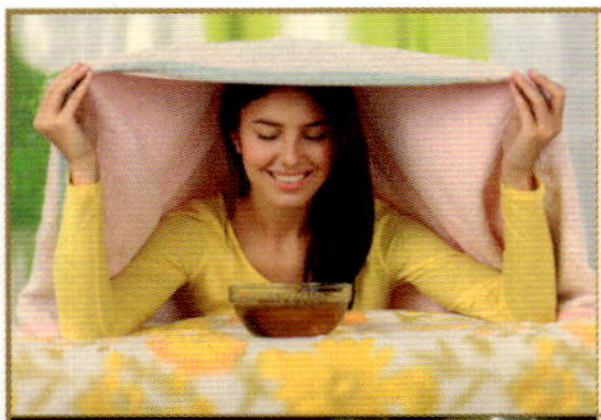

Inhalation à l'eucalyptus

Irremplaçable pour dégager les **bronches** et les voies respiratoires en [illegible] Faites bouillir ½ litre d'eau et versez-la dans un grand bol. Ajoutez une [illegible] de feuilles d'eucalyptus séchées, ou remplacez par 10 gouttes d'huile [illegible]ché au-dessus du bol, couvrez-vous entièrement la tête d'u[illegible] le nez en fermant les yeux. Procédez ainsi pendant 10 [illegible]

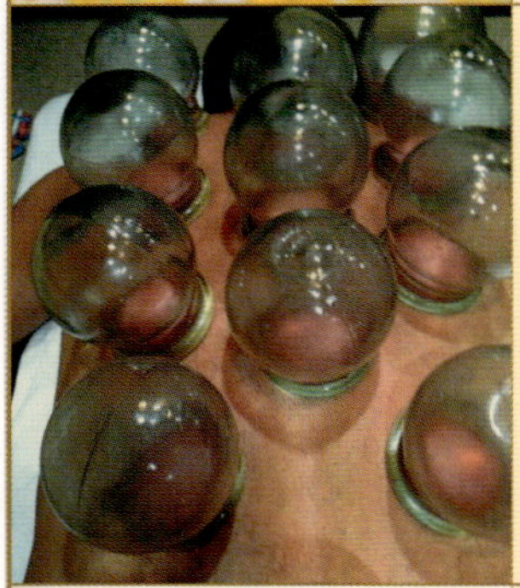

Ventouses

Les ventouses, appliquées sur le dos ou sur la poitrine, ont un effet r[illegible] : par succion de la peau, elles décongestionnent en profondeur. On utilisait souvent cette méthode dans les cas de **pneumonie, bronchite, mal de dos, mal de ventre**.

Les ventouses sont des récipients, le plus souvent en verre, en forme de clochette ou de pot de yaourt. Il faut les poser sur une surface plane.

L'effet de succion est obtenu en créant un vide d'air dans le récipient. Pour cela, on introduit dans le bocal une matière imbibée d'alcool que l'on enflamme (coton, par exemple). On retourne la ventouse à l'endroit désiré. La flamme s'éteint d'elle-même. Cela crée un vide d'air, et la ventouse appliquée sur la peau a alors un effet de succion : en se refroidissant, la zone située sous le récipient se met à gonfler.

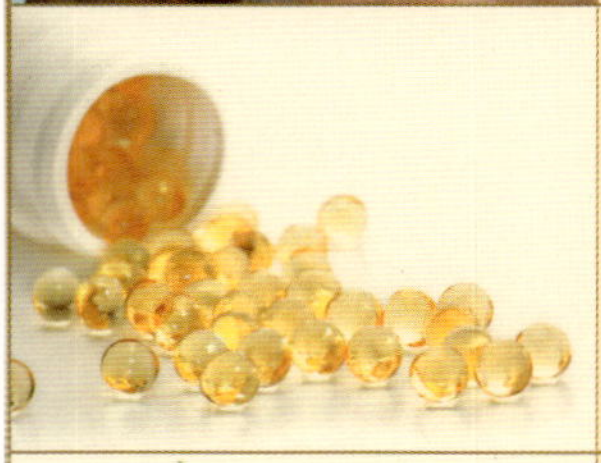

Huile de foie de morue

Huile riche en acides gras oméga-3, mais surtout beaucoup plus riche en vitamines A et D que les autres huiles de poisson, l'huile de foie de morue était autrefois très utilisée pour fortifier le squelette des enfants en croissance. Plus généralement, elle est utile contre la **fatigue physique**, la **faiblesse générale**, le **surmenage intellectuel**, la **dépression**...

Consommée pendant des siècles uniquement sous forme liquide à l'odeur et au goût atroces, elle est de nos jours administrable en gélules ou en capsules, inodores et au goût neutre.

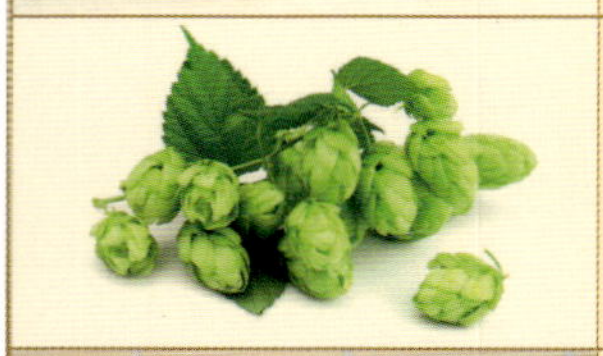

Houblon

Dans le nord de la France, on bourrait les oreillers de fleurs séchées de houblon en vue de **favoriser le sommeil** et de **dissiper la nervosité**. De tels oreillers sont encore commercialisés de nos jours. Les essences volatiles (à propriétés sédatives) du houblon sont respirées par le dormeur. Rien n'interdit aussi de boire une tisane de houblon avant le coucher.

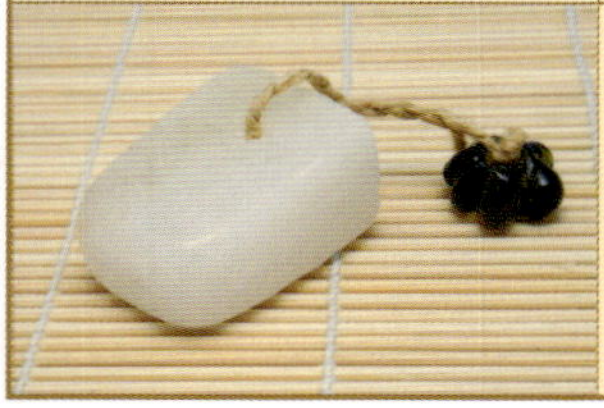

Pierre d'alun

L'alun est un minéral naturel, mais qui peut être synthétisé. On l'emploie pour ses **effets déodorants**. La pierre d'alun combat les fermentations et les bactéries qui sont la cause des mauvaises odeurs lors de la transpiration. Elle peut être aussi utilisée pour stopper les saignements lors d'un rasage. Après l'avoir humidifiée à l'eau froide, passez la pierre lentement sur la peau.

RECETTES QUI ONT TRAVERSÉ LES SIÈCLES...

- **Bosses** : Quel enfant n'a pas eu au moins une fois dans sa vie une bosse sur la tête ! On les appelle aussi des « œufs de pigeon ». Souvent sans gravité, elles n'en sont pas moins douloureuses, surtout au toucher.
Afin de réduire le gonflement de la bosse, appliquez immédiatement de la glace ou une grosse pièce de monnaie.

- **Brûlures** : Plongez la partie brûlée dans de l'eau froide le plus longtemps possible. La douleur et la rougeur s'estomperont rapidement. Si l'eau est trop froide, retirez la partie immergée quelques secondes puis remettez à tremper.

Un cataplasme de miel est un remède efficace contre les brûlures.

ISBN 978-2-84259-758-0

9 782842 597580

Texte : Jean-Marie Polese - Photographies : © Fotolia, © iStock, © Shutterstock, © 123rf
Dépôt légal : 1er trimestre 2014
PRINTED IN FRANCE